DÉSINFECTION DES LOCAUX

PAR

L'ÉTUVE

LE SUBLIMÉ, L'ALDÉHIDE FORMIQUE

(OU FORMOL)

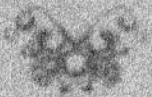

1897

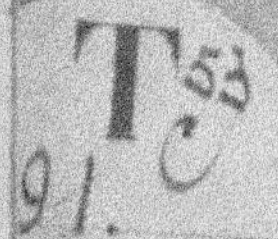

BIARRITZ

IMPRIMERIE, LITHOGRAPHIE, GRAVURE, A. LAMAIGNÈRE

2, Rue du Château, 2

PRÉFACE

En écrivant ce petit opuscule, forcément succinct, notre but a été d'exposer comment se communiquent les maladies infectieuses et de quelle façon il est possible d'en enrayer la propagation par la désinfection des locaux.

Nous chercherons à guider le lecteur dans le choix des moyens qu'il devra préférer pour désinfecter tel ou tel objet.

Nous lui indiquerons à quel système il devra donner la préférence pour la literie, les tapis, les étoffes grossières, de quel désinfectant approprié il devra se servir pour les étoffes fines de soie ou de velours, pour les effets d'habillement.

Nous nous appesantirons sur l'emploi du Formol à l'état de vapeur, qui tue radicalement les germes sans détériorer les objets avec lesquels il est en contact.

LES MALADIES CONTAGIEUSES

Depuis les mémorables travaux de Pasteur nous savons tous que les maladies dites « infectieuses » sont dues à la pullulation dans notre organisme de champignons particuliers auxquels on a donné le nom générique de *microbes*.

Si un individu sain se trouve directement en contact avec une personne atteinte de maladie microbienne, il contracte lui-même cette maladie. Le contact immédiat n'est même pas nécessaire et il suffit qu'un sujet contaminé aie séjourné dans un local quelconque pour qu'immédiatement ceux qui l'habitent où l'habiteront postérieurement contractent l'affection dont il était lui-même atteint.

Le gouvernement, soucieux de la santé publique, a donné aux municipalités des ordres sévères pour que lorsqu'un foyer d'épidémie est signalé il soit immédiatement procédé à la désinfection de la chambre ou de la maison où il s'est produit.

Malheureusement certaines maladies n'entraînent pas la désinfection forcée et c'est ainsi qu'on voit un homme sain et robuste, des enfants vigoureux, contracter la phtisie tout simplement parce qu'ils ont habité sans désinfection préalable une pièce où est mort un tuberculeux.

De même pour le croup, la scarlatine à un degré moindre, pour la coqueluche, la rougeole et la pneumonie.

COMMENT SE FAIT LA PROPAGATION

Rarement par l'air, quelquefois par l'eau, toujours par la salive, les crachats, l'urine, les matières excrémentielles. Ce sont là les foyers de toutes les épidémies. Si propre que soit un malade, peut-on l'empêcher de cracher, ne fût-ce qu'une seule fois, dans la ruelle de son lit, de s'essuyer les lèvres ou les mains à sa couverture, en un mot de contaminer la pièce.

MOYENS DE DÉSINFECTION

Ces désinfections sont de trois genres.

1° *Le linge.* — Il suffit de le faire bouillir pendant une heure ou deux pour l'aseptiser complètement.

2° *Pour les matelas*, les *couvertures*, les *paillassons*, les *oreillers, traversins, édredons, couvertures de laine épaisses, tapis, etc.*, rien ne vaut, et il faut donner exclusivement la préférence à la désinfection par l'étuve.

Par ce procédé, en effet, non-seulement la laine est stérilisée, mais elle est lavée, blanchie et séchée.

3° *Pour les meubles*, les *tentures de soie* aux couleurs délicates, on peut choisir :

1° Les pulvérisations de sublimé par l'appareil Geneste (1) qui, pratiquées par des mains expérimentées, désinfectent sans détérioration aucune des couleurs même les plus délicates ;

2° Par le nouveau mode de désinfection au formol.

QU'EST LE FORMOL

C'est un liquide obtenu industriellement en dirigeant des vapeurs d'alcool méthylique dans un tube contenant du coke porté au rouge.

A dose infinitésimale, les vapeurs de ce corps jouissent de propriétés microbicides telles, qu'après un contact de 2 heures les germes sont radicalement anéantis (2).

Ce corps n'est pas toxique, il ne produit qu'une odeur fugace et, tandis que le soufre brûlé laisse pendant des semaines une odeur abominable et rend les locaux inhabitables, le formol se dissipe sans laisser de traces, et les chambres désinfectées le matin peuvent être habitées le lendemain.

La désinfection s'opère sans déranger aucun meuble, ni descendre aucune tenture. Les vapeurs sont produites par un appareil spécial (autoclave formogène) et sont dirigées du dehors au dedans au moyen d'un tube métallique très fin passant par le trou de la serrure.

(1) Les pulvérisations par l'appareil de Geneste sont les seules en usage à la Préfecture de police de Paris.

(2) Rapport de Trillat et Roux (*Annales de l'instituteur Pasteur*). Communication à l'Académie des Sciences.

Le soir même, on ouvre la pièce, on l'aère et elle peut être habitée sans retard.

LES DÉSINFECTIONS A BIARRITZ ET BAYONNE

Jusqu'ici la ville de Paris, l'Assistance publique de la Seine et, après elle, la ville de Biarritz, ont procédé avec un plein succès à la désinfection des appartements par l'étuve et les pulvérisations de sublimé.

Sur près de 180 désinfections effectuées à Biarritz en 4 ans par ce système, *aucun cas de récidive* ne s'est, de l'avis du corps médical, produit dans les locaux infectés.

Tout commentaire affaiblirait la signification de ce résultat, dû, il faut bien le dire, à la bonne organisation du service de la *Société des Étuves hygiéniques de Biarritz.*

Pour en revenir au formol, nous sommes heureux d'apprendre à nos lecteurs que la dite Société possède, depuis plus de deux mois, les appareils perfectionnés lui permettant la désinfection par le formol chaque fois que ce système sera réclamé par le corps médical.

Nous ne pouvons que féliciter son directeur, M. L. St-Pé, Inspecteur sanitaire de la colonie anglaise, de n'avoir pas hésité à suivre les progrès de la science.

A. R.

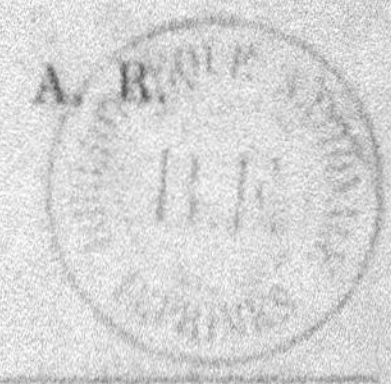

Biarritz, imprimerie et lithographie A. Lamaignère.